前　言

　　《中医临床诊疗指南编制通则》（以下简称《通则》）按照 GB/T1.1—2009《标准化工作导则 第
1 部分：标准的结构和编写》规定的规则起草。

　　本《通则》由国家中医药管理局中医药标准化工作办公室提出。

　　本《通则》由全国中医标准化技术委员会归口。

　　本《通则》起草单位：中国中医科学院中医临床基础医学研究所、南京中医药大学、北京中医
药大学东直门医院。

　　本《通则》主要起草人：王永炎、吕爱平、韩学杰、汪受传、高颖、王丽颖、虞舜、周莉、赵
霞、刘孟宇、常静玲、陈争光、戴启刚、宇文亚、徐珊。

引　言

　　临床诊疗指南是提高医务人员医疗水平，规范医疗行为，提高服务质量，科学配置医药资源和保障患者权益的重要载体。为规范中医临床诊疗行为，保障中医医疗质量和医疗安全，国家中医药管理局组织开发了中医常见病临床诊疗指南。国际上临床诊疗指南的制定已有成熟的程序和方法，但如何将其运用到中医临床诊疗指南的制定过程，形成既符合中医临床诊疗特点又切合国际规范的中医临床诊疗指南制定的方法，是形成高质量中医临床诊疗指南的关键。因此，为规范中医临床诊疗指南制定方法，提高中医临床诊疗指南编制质量，国家中医药管理局于 2011 年下达中医药标准制/修订项目计划，开展《中医临床诊疗指南编制通则》的研制工作。

　　在《通则》制定过程中，起草小组以科学性、实用性、先进性和符合中医实际为基本原则，通过开展专题研究，提出中医临床诊疗指南制定的方法要在借鉴国际上通用的临床实践指南制定方法的基础上，注重中医特色。指出中医临床诊疗指南各项建议的形成要有充分的证据，并且可溯源。强调中医临床诊疗指南制定时既要充分考虑现有的临床证据，又要注重专家经验。起草小组经过 4 年多的努力，先后召开 5 次研讨会，征求行业内上百位专家，尤其是具有丰富中医诊疗指南编制经验的专家的意见，再综合各方面意见，经过反复研讨、修订，最终通过审查，达成行业内共识。

　　在《通则》编制过程中，得到了刘建平、詹思延、谢雁鸣、唐旭东、沈同、白殿一、毛树松、武晓冬、李慧等专家的指导，在此表示感谢！

中医临床诊疗指南编制通则

1 范围

本《通则》规定了中医临床诊疗指南编制的工作程序、技术方法以及结构、编制要求。

本《通则》适用于中医临床诊疗指南的编制。

2 规范性引用文件

下列文件对于本《通则》的应用是必不可少的。凡是注明日期的引用文件，仅所注日期的版本适用于本《通则》。凡是不注明日期的引用文件，其最新版本（包括所有的修改单）适用于本《通则》。

GB/T 1.1—2009《标准化工作导则 第 1 部分：标准的结构和编写》

《中医药标准制定管理办法（试行）》

3 术语和定义

下列术语和定义适用于本《通则》。

3.1

中医临床诊疗指南 TCM clinical guideline

系统开发的中医临床诊断和治疗建议，帮助医生和病人针对特定的临床问题做出恰当处理，选择、决策适宜的中医药服务。

4 总则

中医临床诊疗指南的编制应以保障安全，规范诊疗，促进交流为首要宗旨。

中医临床诊疗指南的各项推荐建议要有充分可靠的证据，当缺乏充足的循证证据时，可选用专家共识的方法形成推荐建议。

编制中医临床诊疗指南时，应保证与相关国家标准和行业标准的协调性。

5 制/修订程序及方法

5.1 选择主题

选择适合中医药治疗的病种作为主题，进行检索。

若未发现与主题相关的指南，可申请立项制定指南。

若与主题相关的指南已经发布，有证据表明已有中医药疗法的疗效优于该病种诊疗指南中的推荐建议，可申请立项修订指南。

5.2 确定制/修订目的

制/修订指南应达到以下目的：

a）规范临床医疗行为；

b）引导行业水平提高和进步；

c）保障卫生保健质量；

d）改善患者预后；

e）保障医疗安全等。

5.3 提出临床问题

依据临床实践，通过问卷调查、深度访谈等对医务人员、患者及其家属开展调查研究，提出临床问题。

调查的内容涉及中医病证的诊断依据、重要的干预措施及其适宜人群、目前临床中可供选择的治疗方法、干预措施的危害和风险及对临床经济学的影响等。

需修订指南时，还应对已经发布的指南进行评价，或对比、分析各指南推荐建议间的一致性。

5.4 指南制/修订

5.4.1 成立专门的指南工作组

指南工作组应由具备临床专业、循证医学、卫生经济学、流行病学、文献学等专业技能的成员组成。

指南工作组包括首席专家、工作组组长和成员，其任职条件及职责如下：

a）首席专家：应对指南所涉及的病种具有充分的了解和较高的诊疗水平，熟悉指南编制要求，在本行业、本学科、本专业具有公认的学术地位和影响力，负责指南的总体设计和技术指导，指导工作逐步开展，调控工作进度，监督工作质量。

b）工作组组长：应在具备较高学术水平的基础上精通指南编制方法学，主要负责指南的方案制定、草案编写和组织管理等，协调成员之间的分工合作，组织成员讨论编制过程中的问题和难点。

c）成员：在考虑专业和地域的同时，可利用现有资源如标准化研究基地、学会组织等进行选择，主要在各自擅长的领域履行相应的职责。

5.4.2 对证据进行收集、筛选、评价及分级

5.4.2.1 确定检索词

根据已确定的临床问题，分别针对患者或人群、干预措施或暴露因素、结局等方面提取关键词作为检索词。

检索词应包括病名、诊疗技术、治法、方药、知名专家姓名等。

检索的病名应包括古往今来该疾病的所有病名，尤其针对中西医病名不完全对应而历代中医病名较多的疾病。

5.4.2.2 选择数据库

检索的数据库主要包括：MEDLINE、COCHRANE 图书馆、Clinical Trial、美国国立指南库（NGC）、中国期刊全文数据库（CNKI）、中文科技期刊数据库（维普）、中国生物医学文献数据库（CBM）、中国中医药文献数据库、万方全文数据库、中国优秀博硕士学位论文全文数据库等。

5.4.2.3 制定检索策略并实施检索

由文献专家提出检索策略，项目组讨论其科学性、可行性后，开展检索。以计算机检索为主，同时使用手工检索。

在确定检索策略时，应重视古代文献、名老中医专家经验、医案医话等相关文献，重视国际组织、政府、学术团队发布的在临床与研究中广泛应用的标准、指南、规范等。

5.4.2.4 筛选文献

筛选文献按照下面的程序开展：

——制定一套明确的文献纳入与排除标准，对文献进行筛选；

——通过阅读题目与摘要排除无关的文献；

——对于符合标准的文献阅读全文进行评估。

5.4.2.5 评价文献

5.4.2.5.1 现代文献的评价

评价文献时，应按照文献研究类型选择适宜的评价工具，开展文献报告规范性和方法学质量的评价，并制成证据表。不同类型文献所适用的国际公认报告质量和方法学质量评价表格见表1。每一篇文献至少由两名课题组成员进行评价。存在分歧时，由项目组负责人或专家组成员对评价的分歧进行仲裁。

文献评价过程应详细记录并保存，包括原始文献、文献摘要表、相关证据表及评价数据等。

表 1   不同类型文献报告质量和方法学质量评价表

文献类型	报告质量	方法学质量
系统评价/Meta 分析	PRISMA 规范 观察性研究的 Meta 分析 – MOOSE 随机对照试验的 Meta 分析 – QUOROM	AMSTAR 量表
随机对照研究	CONSORT 声明	偏倚风险评估工具
队列研究/ 病例对照研究	STROBE 声明	NOS
横断面研究	STROBE 声明	AHRQ
其他观察性研究	STROBE 声明	CASP

5.4.2.5.2   中医古籍文献的评价

中医古籍文献应从文献来源、诊疗措施的临床获益和风险、专家共识程度和卫生经济学成本等角度进行综合评估,经指南工作组根据专家共识法形成推荐建议,纳入指南。

5.4.2.6   对证据进行分级处理

依据研究主题相关文献特点选择国际、国内公开发表的证据分级标准。

5.4.3   形成推荐建议

5.4.3.1   依循证证据形成推荐建议

推荐建议的形成方法如下:

——评价并讨论证据与临床问题的符合程度;

——高质量证据直接转化为推荐建议;

——质量较低的证据通过专家共识法形成推荐建议;

——依据研究主题相关文献特点选择国际、国内公开发表的推荐强度标准,确定推荐建议的等级,同时将形成推荐建议的证据来源列入参考文献。

5.4.3.2   依专家共识形成推荐建议

5.4.3.2.1   采用专家共识法形成推荐建议的适用范围

对于中医证候分类的筛选、长期在临床上广泛运用的病例报告和史料记载的疗法、未经系统研究验证的专家观点和临床试验,应选用专家共识的方法形成推荐意见,同时标明来源于"专家共识"。

德尔菲法和共识会议法是目前制定中医临床诊疗指南最常用的方法。

5.4.3.2.2   德尔菲法

工作方法如下:

a)专家的遴选:根据研究主题,确定专家。以指南所属学科中对本病种擅长的临床专家为主,包括部分中医文献研究学者在内组成咨询专家组。咨询专家组专家应精通本学科的业务,有一定的知名度,具有高级职称,能够坚持完成数轮专家调查。遴选专家时应考虑专家分布的地域性。专家人数以不少于 30 人为宜,对于一些重大问题,专家人数可适当扩大。

b)专家调查问卷的制定:依据德尔菲法的基本原则、中医学特点以及需要形成共识的主题,制定调查问卷。第一轮专家调查问卷的制定应在文献研究的基础上,提出指南的参评因子,同时要求专家对初选参评因子发表意见,做出修改和提出自己的见解。其后的调查问卷主要采用客观评分和专家提出书面具体的意见和建议相结合的方式进行。

c)德尔菲法的轮次:一般实施 2~4 轮。根据专家意见的协调程度,判断德尔菲法的轮次,当专家的意见趋近一致,专家调查问卷工作即可结束。

d)专家调查问卷结果的统计分析:

　　1）对参加该研究主题评价、预测的专家的水平及其调查结果的可信度和可靠程度的评估，主要包括：专家的性别、年龄、学历、专业、职称、工作年限等个人特征进行描述性的分析。

　　2）专家对研究主题各指标评价结果的统计分析，主要包括：专家积极系数、专家意见集中程度、专家意见的协调程度、专家权威程度4个方面。

5.4.3.2.3 共识会议法

实施方法如下：

a）会议成员的遴选：会议的参与者应能够在研究主题上给出较客观的和专业化的意见，应尽可能选择不同观点的专家，以听取不同意见，谋求共识。

b）会议的主要议程：会议分公开讨论会和委员会。在公开讨论部分，应邀专家向会议小组陈述观点和意见并接受提问和咨询。然后会议小组组织委员会进行研讨和材料的整理，准备撰写共识声明。

c）会议的讨论范围：应预设若干问题作为议题，使与会者熟知。议题包括指南研制中呈现的技术问题、不同意见等。

5.4.4 撰写指南及相关文件

5.4.4.1 指南撰写的语言表达

指南的语言要清楚、明确，必须要确立的术语应准确定义。指南的结构按第6章要求进行确定。

5.4.4.2 编制说明

在编制指南的同时，应起草编制说明，其内容应包括：

——工作简况，包括任务来源、协作单位、主要工作过程、主要起草人及其所做工作等；

——指南编制原则；

——古代和现代中外文献检索策略、信息资源、检索内容及检索结果；

——文献纳入，排除标准，质量评价表；

——德尔菲法以及专家共识会议法的实施过程。

根据指南制定的不同阶段，要不断补充以下内容：

——指南征求意见的处理过程和依据；

——指南修改、评审的方法；

——指南试行的结果。

5.5 征求意见

工作组将指南征求意见稿向相关医疗机构、行业组织及专家学者等方面征求意见。遴选征求意见的机构，应参考指南的适用人群和应用机构，体现广泛性和代表性。

5.6 同行评价

经征求意见修订后的指南将被送至同行专家处行进一步评审。评审人员应是指南制定小组以外的独立成员，包括临床领域和方法学方面的专家，也可有患者代表，专家人数宜4名。评价工具可采用指南研究与评价工具Ⅱ（AGREE Ⅱ，见附录A），评价员将就推荐意见的合理性和用于实践的可行性等方面进行判断。

5.7 小范围试行

指南公布以前围绕指南内容的临床适用性、可操作性进行评估，将应用与测试情况反馈回指南工作组，工作组成员参考反馈意见进行进一步的修订，并记录在案。

5.8 公开征求意见

按照《中医药标准制定管理办法（试行）》文件规定，开展相关工作。

5.9 指南定稿

公开征求意见期满后，指南工作组将反馈意见进行汇总和处理，形成公开征求意见汇总处理表，并反复修改，确保临床指南制定过程中的偏倚降到最低，最终定稿。

5.10 指南的送审、报批/备案、发布、出版、复审

按照《中医药标准制定管理办法（试行)》文件规定，开展相关工作。

送审材料应包括指南送审稿、编制说明、意见汇总处理表、AGREE Ⅱ 评价结果、小范围试行报告及相关材料（如文献摘要表、文献评价相关资料等)。

6 中医临床诊疗指南的结构

6.1 一般要求

中医临床诊疗指南的结构及编排格式应符合《GB/T 1.1—2009 标准化工作导则 第 1 部分：标准的结构和编写》的要求。

6.2 构成

指南结构应包括资料性概述要素、规范性要素（包含一般要素和技术要素)、资料性补充要素三部分。

表 2 中医临床诊疗指南构成表

要素的类型		指南的构成	必备或可选要素
资料性概述要素		封面	必备
		目次	可选
		前言	必备
		引言	必备
规范性要素	一般要素	名称	必备
		范围	必备
		规范性引用文件	可选
	技术要素	术语和定义	可选
		诊断	必备
		辨证	必备
		治疗	必备
		预防与调摄	可选
		疗效评价	可选
		规范性附录	可选
资料性补充要素		资料性附录	可选
		参考文献	必备
		索引	可选

封面、目次、前言、名称、范围、规范性引用文件、规范性附录、资料性附录、参考文献及索引按照《GB/T 1.1—2009 标准化工作导则 第 1 部分：标准的结构和编写》的要求起草。

引言、术语和定义、诊断、辨证、治疗、预防与调摄、疗效评价的起草要求，见 6.3～6.9。

6.3 引言

除按照《GB/T 1.1—2009 标准化工作导则 第 1 部分：标准的结构和编写》的要求撰写外，还应介绍以下信息：

——循证证据的检索、筛选、评价方法；

——专家共识证据的实施情况；

——采用的指南制订证据级别和推荐强度标准；

——指南的评议和咨询过程；

——指南制定资金来源或资助者，有无潜在的利益关系。

6.4 术语和定义

对指南中应用的术语，应查找在其他标准中是否已经定义。如已有，不重复定义；如果没有，则"术语和定义"部分中只定义标准中所使用的并且是属于标准的范围所覆盖的概念，以及有助于理解这些定义的附加概念。

6.5 诊断

诊断部分应包括中医诊断、西医诊断和鉴别诊断。某种疾病的诊疗指南，病名为中医病名，且与西医不存在共有病名，西医诊断可省略；如病名为西医病名，此部分撰写的顺序调整为西医诊断、中医诊断和鉴别诊断。

西医诊断应采用规范性引用文件的形式，引用国际最新的诊断标准或国内通行标准，而不应详细阐述。

鉴别诊断应提出需鉴别诊断的疾病病名，并列出鉴别要点。

6.6 辨证

辨证是中医诊疗指南中最重要的组成部分之一。必须列出该疾病临床常见中医证候类型名称以及诊断该证候类型的四诊信息。辨证应采用国家规定的标准术语。格式如下：

XXXX（证候类型名称）证：XXXX（常见症状、体征）。XXXX（舌象），XXXX（脉象）。

6.7 治疗

6.7.1 一般规定

包括治疗原则和推荐的疗法。疗法根据学科和病种特点，进行选择推荐。所有的推荐治疗方案均应标明推荐强度和证据级别。

6.7.2 治疗原则

应根据标本缓急、扶正祛邪、脏腑补泻、三因制宜等理论以及疾病的病因病机，确定中医治疗原则。

6.7.3 推荐的疗法

6.7.3.1 内治法

6.7.3.1.1 汤剂

须写明治法、方药等信息，其中方药部分须写明方剂名称、方剂出处、方剂组成以及随证加减。

证候类型名称应与辨证中列出的常见证候类型一致，方剂可推荐1～2个。药物名称应与最新版《中华人民共和国药典》一致。

具体格式如下：

XXXX（证候类型名称）证

治法：

方药：XXXX（XXXX）（推荐强度：X；证据级别：X）

      ——方剂出处

    ——方剂名称

  XXXX（方剂组成）

  XXXX（随证加减）

如推荐建议中的单方、验方，无对应的中医证候类型，可省略。

6

6.7.3.1.2 中成药

应写明中成药名称、用法用量、适用证、推荐强度和证据级别。禁止出现药物生产厂家名称。

6.7.3.2 外治法

需列出操作方法、适应证、禁忌证和注意事项。

6.8 预防与调摄

包括对预防疾病发生，防止疾病发展，对疾病有重要辅助治疗意义，有助疾病康复，有助控制疾病复发的生活起居、心理调适、饮食调养等方面措施。

6.9 疗效评价

根据疾病疗效评价的研究现状，写明疗效评价的等级及其指标，同时，标明疗效评价的出处、来源或依据。

附　录　A

（资料性附录）

指南研究与评价工具Ⅱ

指南研究与评价工具Ⅱ是一种指南研究和评价的评估工具，此次仅提供简要的评价内容和基本结构，摘自公开发表的临床指南研究与评价系统Ⅱ，其英文全文刊载在 http：//www. agreetrust. org/。

1. 评价内容

领域1. 范围和目的

（1）明确描述指南的总目的；

（2）明确描述指南涵盖的卫生问题；

（3）明确描述指南应用的人群（患者和公众等）；

领域2. 参与人员

（4）指南制定小组包括来自所有相关专业小组的个人；

（5）收集目标人群（患者和公众等）的观点和优先选择；

（6）明确界定指南的目标使用者；

领域3. 制定的严谨性

（7）应用系统的方法检索证据；

（8）清楚描述检索证据的标准；

（9）清楚描述证据主体的优点和局限性；

（10）清楚描述形成推荐建议的方法；

（11）形成推荐建议时考虑对健康的益处、不良反应和危险；

（12）推荐建议和支持证据之间有明确联系；

（13）指南发表前已经过外部专家评审；

（14）提供指南更新的步骤；

领域4. 清晰性

（15）推荐建议明确，且不含糊；

（16）明确列出不同的选择或临床问题；

（17）重要的推荐建议容易识别；

领域5. 应用性

（18）在指南中描述应用过程中的促进和阻碍因素；

（19）在指南中提供如何应用于实践的推荐建议和（或）工具；

（20）考虑推荐建议应用中可能需要的相关资源；

（21）指南提供监测和（或）稽查标准；

领域6. 编辑的独立性

（22）赞助单位的观点不影响指南的内容；

（23）记录并公开指南制定小组成员的利益冲突。

2. 评价评分表格（每一问题对应一个表格）

表 A.1 针对每个条目的评分等级和注释框

1 很不同意	2	3	4	5	6	7 很同意
注释:						

3. 指南的总体评价

表 A.2 评价指南总的质量

1 可能最低质量	2	3	4	5	6	7 可能最高质量